Inhaltsverzeichnis

Vorwort..2
Empfang...5
Anamnese..11
Massage..22
Manuelle Therapie...27
PNF...37
Mulligan..43
Übungen..46
Gangschule...53
Lymphdrainage...55
Elektrotherapie...59
Beckenboden Gymnastik..62
Atemtherapie..66
Nuetzliches...69
Schlusswort..71
Literaturverzeichnis..72

Vorwort

Wer bin ich?

Ich heiße Caroline Braun und bin die Autorin des "Little Physio".

Ich habe Übersetzung studiert und mehrere Jahre lang als selbstständige Übersetzerin gearbeitet bevor ich einen vollkommen anderen Weg einschlug und Physiotherapeutin wurde.

Nun arbeite ich seit über zehn Jahren als Physiotherapeutin, anfangs im Krankenhaus und anschließend in verschiedenen Praxen.

Warum der Little Physio?

Während all der Jahre sind mir häufig die Verständigungsprobleme zwischen Therapeuten und ausländischen Patienten aufgefallen. Diese führten teilweise zu katastrophalen Folgen für die Therapie und Heilung der Patienten.

Viele Menschen denken, es sei die Aufgabe des Patienten sich die Landessprache anzueignen. Jedoch ist dies nicht immer möglich oder die Kenntnisse des Patienten sind einfach noch nicht gut genug um sich zu verständigen.

Außerdem sind manche Patienten nur für kurze Zeit in Deutschland, beispielsweise im Urlaub, um ihre Familie zu besuchen oder aus geschäftlichen Gründen.

Meine Rolle als Physiotherapeutin ist es nicht zu urteilen, sondern zu behandeln. Dafür ist es meine Aufgabe einen Weg zu finden, die Behandlung bestmöglich durchzuführen.

Das ist der Grund warum ich den Little Physio geschaffen habe.

Dieser Übersetzer besteht aus hunderten von Sätzen, die es dem Therapeuten ermöglichen, mit dem ausländischen Patienten zu kommunizieren und somit die Behandlung viel schneller und einfacher auszuführen.

Zur einfachen Handhabung ist dieses Buch in mehrere Kapitel wie „Empfang", „Massage", „Übungen","Lymphdrainage" etc. eingeteilt.

Somit lässt sich der benötigte Satz viel einfacher und schneller finden.

Um das Buch zu ergänzen, haben Sie die Möglichkeit sich die App für Ihr Handy, Android Tablet oder auch iPhone oder iPad zuzulegen.

Die App „Littlephysio" ist im Google-PlayStore sowie im AppStore von Apple erhältlich.

Die App ist eine Audioversion des Buches, die es Ihrem Handy oder Tablet ermöglicht an Ihrer Stelle zu „sprechen".
Sie tippen auf den gewünschten Satz und Ihr Handy gibt den Satz in der Sprache des Patienten wieder.

Ein Demo-Video finden Sie auf youtube oder auf littlephysio.com

Ich denke, man entscheidet sich dazu Physiotherapeut zu werden, um seinem Nächsten zu helfen. Und dabei sollte es egal sein, ob er unsere Sprache spricht oder nicht.

Dies ist nun möglich :)

Caroline Braun

Empfang

1. Guten Tag
Iyi günler

2. Ich heiße...
Ben ...

3. Haben Sie ein Rezept vom Arzt?
Rezeptiniz varmı?

4. JA
Evet

5. NEIN
Hayır

6. Haben Sie Ihre Versicherungskarte?
Sigortakartınız varmı?

7. Können Sie das nächste mal die Karte bringen?

Birdahki sefere sigorta kartını getire bilirmisiniz

8. Können Sie mir bitte Ihre Telefonnummer aufschreiben?

Telefon numaranızı yaza bilirmisiniz

9. Da ist ein Fehler beim Rezept, Sie müssen wieder zum Arzt damit er Ihnen ein neues Rezept gibt.

Bu yalnış bir recete, doktorunuza bir başka recete isteyiniz

10. Haben Sie einen Bericht / Röntgen, CT-Bilder vom Arzt?

Doktorunuzdan bir bildiri, Röntgen, CT resimleri varmı?

11. Können Sie das nächste Mal die Bilder, den Bericht mitnehmen?

Birdahki sefere CT resimlerinizi getire bilirmisiniz

12. Da sind Ihre Termine

Bunlar sizin terminleriniz

3. Wenn die Termine für Sie nicht gehen, sagen Sie es mir.

Terminler size uygun degilse bana bildiriniz

4. Da geht es nicht?

Burada olmaz

5. An dem Tag nicht?

Bu günde olmaz

6. Lieber Vormittags

Öğleden önce daha iyi?

7. Lieber Nachmittags

Öğleden sonra daha iyi?

8. Montag

Pazartesi

9. Dienstag

Salı

20. Mittwoch

Çarşamba

21. Donnerstag
Perşembe

22. Freitag
Cuma

23. Samstag
Cumartesi

24. Sonntag
Pazar

25. Es tut mir Leid, Sie sind zu früh
Özür dilerim, ama erken geldiniz

26. Es tut mir Leid, Sie sind zu spät
Özür dilerim, ama geç geldiniz

27. Diese Woche geht es nicht
Bu hafta olmaz

28. Heute geht es nicht
Bugün olmaz

29. Erst nächste Woche
En geç birdahaki hafta

30. Erst nächsten Monat
En geç birdahaki ay

31. Die Therapeutin / der Therapeut ist in Urlaub
Terapist izinde

32. Die Therapeutin / der Therapeut ist krank
Terapist hasta

33. Wollen Sie zum anderen Therapeut ?
Başka bir terapisti kabul edermisiniz

34. JA
Evet

35. NEIN
Hayır

36. Wollen Sie bei demselben Therapeut / derselben Therapeutin bleiben?
Aynı terapist te kalmak istiyormusunuz?

37. Wollen sie warten bis der Therapeut / die Therapeutin wieder da ist?

Terapist gelmesini beklemek istiyormusunuz?

38. Hier ist Ihre Rechnung.

Faturanız burada

39. Wollen Sie jetzt Zahlen?

Şimdi ödemek istermisiniz

40. Wollen Sie bar zahlen?

Bar mı ödemek istiyorsunuz?

Anamnese

1. **Ziehen Sie sich aus bitte**
   Lütfen üzerinizi soyunun

2. **Können Sie Ihr Oberteil ausziehen?**
   Üst tarafınızı çıkarınız

3. **Können Sie Ihre Hose ausziehen?**
   Pantolonunuzu çıkarınız

4. **Können Sie ihren Rock ausziehen?**
   Eteginizi çıkarınız

5. **Haben Sie Schmerzen?**
   Agrınız varmı

6. **Ja**
   Evet

7. Nein
Hayır

8. Zeigen Sie mir wo Sie Schmerzen haben
Nerenizde agrınız var bana gösteriniz

9. Wo haben Sie Schmerzen?
Nerede agrınız var?

10. Strahlen Sie in den Arm aus?
Agrınız kolunuza tesir ediyormu?

11. Strahlen Sie in das Bein aus?
Agrınız ayagınıza tesir ediyormu?

12. Bis wohin strahlen die Schmerzen?
Agrınız nerenize tesir ediyor?

13. Zeigen Sie es mir
Bana gösteriniz

14. Haben Sie Taubheitsgefühle?
Uyuşukluk varmı ?

15. Wo?
Nerede?

16. Haben Sie Lähmungserscheinungen?
Tutukluk varmı ?

17. Haben Sie Ameisenlaufen?
Karıncılanma varmı ?

18. Wo?
Nerede?

19. Seit wann?
Ne zamandan beri?

20. Seit Tagen
Günlerdir

21. Seit Wochen
Haftalardir

22. Seit Monaten
Aylardir

23. Seit Jahren
Yillardir

24. Wie ist der Schmerz?
Agrınız ne şekilde

25. Stechend
Igne batar şekilde

26. Dumpf
Sızı şeklinde

27. Ziehend
Ceker şekilde

28. Ist der Schmerz langsam entstanden?
Yavaşmı Başladı agrınız?

29. Ist der Schmerz schnell entstanden?
Hızlımı Başladı agrınız?

30. Hält der Schmerz lange?
Agrınız uzun bir şüre devam ediyormu?

31. Mehrere Sekunden

Saniyelerce

32. Mehrere Minuten

Dakikalarca

33. Mehrere Stunden

Saatlerce

34. Mehrere Tage

Günlerce

35. Hatten Sie einen Unfall?

Kaza geçirdinizmi?

36. Sind Sie schon behandelt worden?

Müdahale edildimi

37. Ja

Evet

38. Nein

Hayır

39. Haben sie Bluthochdruck?

Tansiyonunuz varmı ?

40. Haben Sie Diabetis?

Diyabet hastalığınız varmı ?

41. Ist Ihnen schwindelig?

Başınız dönüyormu?

42. Sind Sie schwanger?

Hamilemisiniz?

43. Im wievielten Monat?

Kacıncı aydasınız?

44. Nehmen Sie Schmerzmittel?

Agrı ilaçları Kullanıyormusunuz?

45. Nehmen Sie Blutverdünnungsmedikamente / Medikamente ?

Kan inceltici ilaç Kullanıyormusunuz?

46. Haben Sie Probleme mit der Schilddrüse?

Kuadırınız varmı?

47. Haben Sie Herzprobleme?
Kalp probleminiz varmı?

48. Haben Sie Kopfschmerzen?
Baş agrınız varmı?

49. Sind Sie operiert worden?
Ameliyal oldunuzmu?

50. Wann sind Sie operiert worden?
Nezaman ameliyat oldunuz?

51. Vor Tagen
Birkaç gün

52. Vor Monaten
Birkaç ay

53. Vor Jahren
Birkaç yıl

54. Sie müssen zum Arzt gehen
Doktora gitmek sorundasınız

55. Haben Sie Schmerzen bei Belastung?
Çalışır halde agrınız varmı?

56. Haben Sie Ruheschmerzen?
Dinlenik bir halde agrınız varmı?

57. Wann sind die Schmerzen am schlimmsten?
Agrınız ne zaman daha fazla?

58. Morgens
Sabahları

59. Abends
Akşamları

60. Nachts
Geceleri

61. Immer gleich
Herzaman aynı

62. Beim Gehen aufwärts
Yürürken üst tarafa doğru

63. Beim Gehen abwärts
Yürürken alt tarafa doğru

64. Beim Treppenhochsteigen
Merdivenleri cikarken

65. Beim Treppenruntersteigen
Merdivenleri inerken

66. Beim langen Sitzen?
Uzun oturdugum zaman

67. Nach langem Sitzen?
Uzun süre oturduktan sonra

68. Bei kleinen Bewegungen?
Kisa hareketlerde

69. Waren Sie im Krankenhaus /Kur?
Hasta kur ziyaretinde bulundunuzmu?

70. Wie lange?
Nekadar?

71. Mehrere Tage

Günlerdir

72. Mehrere Wochen

Haftalardir

73. Mehrere Monate

Aylardir

74. Wann sind Sie vom Krankenhaus entlassen worden?

Nezaman hastaneden taburcu oldunuz

75. Gestern

Dün

76. Vorgestern

Evvelsi gün

77. Vor ein Paar Tagen

Birkaç gün evvel

78. Wieviele ?

Kaç tane?

79. Vor ein Paar Wochen
 Birkaç hafta önce

80. Vor ein Paar Monaten
 Birkaç ay önce

Massage

1. Ziehen Sie sich aus bitte
Lütfen üzerinizi soyun

2. Können Sie Ihr Oberteil ausziehen?
Üst tarafınızı çıkarınız

3. Können Sie Ihre Hose ausziehen?
Pantolonunuzu çıkarınız

4. Können Sie ihren Rock ausziehen?
Eteginizi çıkarınız

5. Legen Sie sich auf den Rücken
Sırt üstü yatınız

6. Legen Sie sich auf den Bauch
Karnınızın üstüne yatınız

7. Legen Sie sich auf die rechte Seite

Sag tarafınıza yatınız

8. Legen Sie sich auf die linke Seite

Sol tarafınıza yatınız

9. Kopf hier, bitte

Başınız buraya lütfen

10. Wollen Sie eine Decke?

Bastanıye istermisiniz?

11. Ist Ihnen kalt ?

Üsuyormusunuz?

12. Ist Ihnen zu warm?

Sıcaklıyormusunuz?

13. Legen Sie den rechten Arm runter

Sag kolunuzu aşagıya indirin

14. Legen Sie den rechten Arm hoch
Sag kolunuzu yukarıya kaldırınız

15. Legen Sie den rechten Arm am Körper entlang
Sag kolunuzu vucudunuza doğru tutun

16. Legen Sie den linken Arm runter
Sol kolunuzu indirin

17. Legen Sie den linken Arm hoch
Sol kolunuzu kaldırın

18. Legen Sie den linken Arm am Körper entlang
Sol kolunuzu vücudunuza doğru tutun

19. Setzen Sie sich hin, bitte
Lütfen oturunuz

20. Schulter locker lassen
Omuzunuzu serbest birakin

21. Nach vorne schauen
Öne doğru bakınız

22. Tut es weh?
Acıyor mu?

23. Tue ich Ihnen weh?
Acıtıyormuyum?

24. Zeigen Sie mir wo es weh tut
Neresi agrıdıgını bana gösterin

25. Ist der Druck gut?
Bu baskı iyimi?

26. JA ?
Evet

27. NEIN?
Hayır

28. Stärker ?
Fazla?

29. Schwächer ?
Daha az?

30. Besser?
Daha iyi?

31. Schlechter?
Daha kötü?

Manuelle Therapie

1. **Ziehen Sie sich aus bitte**
   Lütfen üzerinizi soyun

2. **Können Sie Ihr Oberteil ausziehen?**
   Üst tarafınızı çıkarınız

3. **Können Sie Ihre Hose ausziehen?**
   Pantolonunuzu çıkarınız

4. **Können Sie ihren Rock ausziehen?**
   Eteginizi çıkarınız

5. **Wo haben Sie Schmerzen?**
   Ağrınız nerede?

6. **Ist es besser geworden seit der letzten Behandlung?**
   Son müdahaleden sonra iyilesme varmı?

7. Ist es schlechter geworden?

Dahamı kötü oldu?

8. Haben Sie jetzt mehr Schmerzen?

Daha fazla agrınız varmı?

9. Haben Sie jetzt weniger Schmerzen?

Daha az agrınız varmı?

10. Wo sind jetzt die Schmerzen?

Şimdi agrılar nerede?

11. Stehen Sie auf ein Bein

Bir ayakta durunuz

12. Jetzt auf das andere Bein stehen

Şimdi diger ayagınızın üzerinde durunuz

13. Stehen Sie auf die Fersen

Topugunuzun üzerinde durunuz

14. Stehen Sie auf die Fußspitzen

Parmak uclarinin üzerinde durunuz

15. Setzen Sie sich hin
Oturunuz

16. Machen Sie sich rund
Kendinizi bükünüz

17. Kopf einrollen
Başınızı eginiz

18. Zieht es?
Cekme varmı?

19. Ist es schmerzhaft?
Acı vericimi?

20. So weniger ?
Dahamı az?

21. So mehr?
Dahamı fazla?

22. Besser ?
Iyimi?

23. Schlechter?

Kötümü?

24. Heben Sie den Kopf

Başınızı kaldırınız

25. Kopf nach oben / nach oben schauen

Başınızı yukarı

26. Kopf nach unten / nach unten schauen

Başınızı aşagıya

27. Kopf nach links drehen

Başınızı sola döndürünüz

28. Kopf nach rechts drehen

Başınızı sağa ceviriniz

29. Kopf nach links neigen

Başınızı sola eğiniz

30. Kopf nach rechts neigen

Başınızı saga eğiniz

31. Locker lassen

Serbest bırakınız

32. Nicht helfen, ich mache die Bewegung, Sie lassen locker

Yardım etmeyiniz, ben hareketleri yapacagım, siz serbest bırakın

33. Arme hoch

Kollar yukarı

34. Rechter Arm hoch

Sag kol yukarı

35. Rechter Arm runter

Sag kol aşagıya

36. Linker Arm hoch

Sol kol yukarı

37. Linker Arm runter

Sol kol aşagıya

38. Bein beugen
Bacaklarınız eginiz

39. Bein strecken
Bacaklarınız uzatınız

40. Knie beugen
Dizinizi eginiz

41. Knie strecken
Dizinizi uzatınız

42. Bein heben
Bacagınızı kaldırınız

43. Legen Sie sich auf den Rücken
Sırt üstü yatınız

44. Legen Sie sich auf den Bauch
karnınızın üstüne yatınız

45. Legen Sie sich auf die rechte Seite
Sag tarafınıza yatınız

46. Legen Sie sich auf die linke Seite
Sol tarafınıza yatınız

47. Kopf hier, bitte
Başınız buraya lütfen

48. Setzen Sie sich hin
Oturunuz

49. Machen Sie die Bewegung leicht mit.
Hareketleri birlikte yapınız

50. Drücken Sie gegen meinen Widerstand
Aksi yönde hareket ediniz

51. Drücken Sie stärker
Daha sert hareket ediniz

52. Drücken Sie leichter
Daha hafif hareket ediniz

53. Das ist eine Übung für Zuhause
Evde yapacagınız hareketler

54. Beine aufstellen

Bacaklarınızı kaldırınız

55. Bauch anspannen

Karnınızı kasınız

56. Po anspannen

Kalcanızı kasınız

57. Beine anspannen

Bacaklarınızı kasınız

58. Arme anspannen

Kollarınızı kasınız

59. Entspannen

Serbest bırakın

60. Es kann sein, dass es ein Bißchen weh tut

Biraz acıması mümkün

61. Ich zeige es Ihnen, dann machen Sie es nach

Ben size göstereyim, siz tekrarlayın

62. Machen Sie 3 Serien à 10 Wiederholungen
3 Adet 10 defa tekrarlayın

63. Machen Sie 3 Serien à 15 Wiederholungen
3 Adet 15 defa tekrarlayın

64. Machen Sie 3 Serien à 20 Wiederholungen
3 Adet 20 defa tekrarlayın

65. Machen Sie 3 Serien à 30 Wiederholungen
3 Adet 30 defa tekrarlayın

66. 1 mal die Woche
Bir defa haftada

67. 2 mal die Woche
Iki defa haftada

68. 3 mal die Woche
Üç defa haftada

69. 1 mal pro Tag
Günde bir defa

70. 2 mal pro Tag
Günde iki defa

71. 3 mal pro Tag
Günde üç defa

72. Machen Sie die Übung vor dem Spiegel
Hareketleri aynanın önünde yapınız

73. Sitzen Sie vor dem Spiegel
Aynanın önünde oturunuz

74. Stehen sie vor dem Spiegel
Aynanın önünde durunuz

75. Das darf nicht weh tun
Agrı hisetmemeniz gerekir

76. Das darf nicht passieren
Bunun olmaması gerekir

PNF

1. Legen Sie sich auf den Rücken
   Sırt üstü yatınız

2. Legen Sie sich auf den Bauch
   Karnınızın üstüne yatınız

3. Legen Sie sich auf die rechte Seite
   Sag tarafınıza yatınız

4. Legen Sie sich auf die linke Seite
   Sol tarafınıza yatınız

5. Kopf hier, bitte
   Başınız buraya lütfen

6. Ich zeige Ihnen wie die Bewegung aussehen soll
   Hareketlerin nasıl olacağını ben size göstereyim

7. Ich mache die Bewegung, Sie lassen den Arm locker

Ben hareketleri yapıyorum, siz kolunuzu gevşek tutunuz

8. Ich mache die Bewegung, Sie lassen das Bein locker

Ben hareketleri yapıyorum, siz ayağınızı gevşek tutunuz

9. Jetzt drücken Sie gegen meinen Widerstand

şimdi hareketlerime karşı durun

10. Finger, Hand aufmachen

Parmakları, Eli acınız

11. Finger, Hand zumachen

Parmakları, elinizi kapatınız

12. Ellbogen strecken

Dir seginizi uzatınız

13. Ellbogen beugen
 Dir seginizı cekiniz

14. Bein hoch
 Bacagınızı kaldırınız

15. Bein runter
 Bacagınızı indiriniz

16. Bein in die Richtung anspannen
 Bacagınızı yöne göre ayarlayınız

17. Knie beugen
 Dizinizi eginiz

18. Knie strecken
 Dizinizi uzatın

19. Hüfte beugen
 Kalçanızı eğin

20. Hüfte strecken
Kalçanız uzatınız

21. Entspannen / locker lassen
Serbest bırakın

22. Mehr
Çok

23. Weniger
Az

24. Stärker
Fazla?

25. Schwächer
Daha az?

26. Langsamer
Daha yavaş

27. Schneller
Daha hızlı

28. Nach oben drücken
Yukarı doğru basdırınız

29. Nach unten drücken
Aşagı doğru basdırınız

30. Jetzt in die andere Richtung
Şimdi diger tarafa

31. Richtung gegenüberliegende Schulter
Hareket karşı yöndeki omuza

32. Richtung gegenüberliegende Hüfte
Hareket karşı yöndeki kalçaya

33. Richtung Ohr
Yön kulak

34. Richtung Nase
Yön burun

35. Richtung Fenster
Yön Pencere

36. Richtung Tür
Yön kapi

37. Richtung Wand
Yön durar

38. Richtung Uhr
Yön saat

Mulligan

1. **Zeigen Sie mir bei welcher Bewegung sie Schmerzen haben**

   Hangi harekete agrınız var

2. **Lassen Sie locker**

   Serbest birakınız

3. **Machen Sie jetzt die Bewegung noch einmal**

   Hareketi tekrarlayınız

4. **Ist es besser?**

   Dahami iyi?

5. **Haben Sie Schmerzen bei Treppenhochsteigen ?**

   Agrınız varmı merdüwenden cıkarsanıs ?

6. **Haben Sie Schmerzen bei Treppenruntersteigen ?**

   Agrınız varmı merdüwenden asaya inerken ?

7. **Ist es besser so?**

   Böyle dahami iyi?

8. **Sie dürfen keine Schmerzen haben, wenn es weh tut sagen Sie Stopp.**

   Agrınız olmaması gerekir, acı duyarsanız "Dur" deyiniz

9. **Wenn der Gurt weh tut lege ich ein Polster zwischen Ihnen und dem Gurt.**

   Kayış acıtıyorsa arasına singer koyayım

10. **Daheim können Sie diese Übung mit einem Handtuch machen**

    Evde bu hareketleri havlu ile yapa bilirsiniz

11. **Daheim können Sie diese Übung mit einem Theraband machen**

    Evde bu hareketleri therabandla yapa bilirsiniz

12. **Daheim können Sie diese Übung mit einem Stab machen**

    Evde bu hareketleri degnekle yapa bilirsiniz

13. Den Ball können Sie im Sportgeschäft kaufen.

Topu spor dükanindan satin alabilirsiniz

14. Das Theraband können Sie im Sportgeschäft kaufen.

Theraband d spor dükanindan satin alabilir

15. Es soll rot sein

Kırmızı olsun

16. Es soll grün sein

Geşi olsun

Übungen

1. **Beugen**
   Egilin

2. **Strecken**
   Uzanın

3. **Anspannen**
   Kasılın

4. **Entspannen**
   Serbest bırakın

5. **Gesäß nach hinten**
   Alnınız arkaya

6. **Bauch anspannen / angespannt lassen**
   Karnınızı kasın, kasılmış bırakın

7. Bleiben Sie so ein Paar Sekunden, dann entspannen

Birkaç sanıye böyledurun, sonra serbest bırakın

8. Es darf keine Bewegung stattfinden

Hareket olmamak zorunda

9. Das ist für die Koordination

Kordine için

10. Machen Sie 3 Serien à 10 Wiederholungen

3 Kere 10 adet tekrarlayın

11. Machen Sie 3 Serien à 15 Wiederholungen

3 Adet 15 defa tekrarlayın

12. Machen Sie 3 Serien à 20 Wiederholungen

3 Adet 20 defa tekrarlayın

13. Machen Sie 3 Serien à 30 Wiederholungen

3 Adet 30 defa tekrarlayın

14. Machen Sie Pause zwischen den Serien

Seriler arasında mola verin

15. Ein Paar Sekunden
Birkaç saniye

16. Ein Paar Minuten
Birkaç dakika

17. Wieviel?
Kaç tane?

18. 1 mal die Woche
Bir defa haftada

19. 2 mal die Woche
Iki defa haftada

20. 3 mal die Woche
Üç defa haftada

21. 1 mal pro Tag
Günde bir defa

22. 2 mal pro Tag
Günde iki defa

23. 3 mal pro Tag
Günde üç defa

24. Machen Sie die Übung vor dem Spiegel
Hareketleri aynanın önünde yapınız

25. Sitzen Sie vor dem Spiegel
Aynanın önünde oturunuz

26. Stehen sie vor dem Spiegel
Aynanın önünde durunuz

27. Das ist für die Kräftigung
Bu güç toplamanız için

28. Zuhause jeden Tag machen
Evde her gün yapınız

29. Machen Sie die Übungen vor dem Spiegel damit Sie sich korrigieren können
Hareketleri aynanın karşısında yapınız, kendiniz kontrol edebilmeniz için

30. Das darf nicht passieren
Bunun olmaması gerekir

31. Das ist falsch
Bu yalnış

32. So ist es richtig
Böyle doğru

33. Langsam
Yavaş

34. Langsamer
Daha yavaş

35. Schnell
Hızlı

36. Schneller
Daha hızlı

37. Nicht ruckartig
Acil hareket etmeyiniz

38. Sie dürfen keine Schmerzen bei den Übungen haben.

Hareketlerde acı hissetmemeniz gerekir

39. Wenn Sie Schmerzen haben, während Sie die Übungen machen, lassen Sie die Übung sein und sagen es mir das nächste Mal.

Hareketleri yaparken agrı hissederseniz, yapayınız ve bana bir dahaki sefere söyleyiniz

40. Haben Sie die Übungen gemacht?

Hareketleri yaptınızmı?

41. Haben Sie dabei Schmerzen gehabt?

Agrı hisettinizmi?

42. Zeigen Sie mir wo Sie Schmerzen hatten

Nerede agrınız var bana gösteriniz

43. Zeigen Sie mir wie Sie die Übung machen.

Hareketlerinasıl yaptınız bana gösteriniz

44. Stehen sie auf dem rechten Bein

Sag ayagınızın üzerinde durunuz

45. Stehen sie auf dem linken Bein

Sol ayagınızın üzerinde durunuz

46. Stehen sie auf einem Bein

Bir ayagınızın üzerinde durunuz

47. Das ist für das Gleichgewicht

Bu denge için

48. Versuchen Sie nicht zu wackeln

Hareketsıs durunuz

49. Diese Bewegung können Sie in den Alltag einbauen

Bu hareketleri yaşamınızda uygulayın

Gangschule

1. **Stehen Sie gerade**
   Düz durunuz

2. **Machen Sie kleinere Schritte**
   Kısa adımlar atınız

3. **Machen Sie größere Schritte**
   Uzun adımlar atınız

4. **Machen Sie regelmäßige Schritte**
   Sık adımlar atınız

5. **Den Fuß abrollen**
   Ayağınızı bükünüz

6. **Zuerst auf Ferse, dann rollt der Fuß, dann drücken Sie den Fuß vor mit dem Vorfuß**
   Önce topuğunuzun üzerine, sonra parmaklarınızın üzerine durunuz

7. Die Gehstütze gehen mit dem kranken Bein zusammen.

Bastonunuz hasta ayağınızla birlikte gider

8. Arme locker am Körper pendeln lassen

Kollarınızı vucudunuzda paralel olarak sallayınız

Lymphdrainage

1. An diesem Arm darf man kein Blutdruck messen oder Spritzen

Bu kolda tansiyan yada igne vurunmayınız

2. Sie sollen sich möglichst nicht verletzten

Mümkün oldugu kadar yaralanmayınız

3. Sie dürfen nicht heiß baden oder zu lange in der Sonne liegen

Sicak banyo yapmayınız veya güneş altinda fazla kalmayınız

4. Wenn Sie einen schmerzhaften Ausschlag haben, gehen Sie sofort zum Arzt.

Aci verici bir vakkada hemen doktora gidiniz

5. Legen Sie oft, mehrmals pro Tag die Beine hoch

Bacaklarınızı günde birkaç defa yukarı kaldırınız

6. Legen Sie oft, mehrmals pro Tag das Bein hoch
Bacagınızı günde birkaç defa yukarı kaldırınız

7. Legen Sie oft, mehrmals pro Tag den Arm hoch
Kolunuzu günde birkaç defa yukarı kaldırınız

8. Haben Sie einen Kompressionsstrumpf ?
Kombres corabınız varmı?

9. Haben Sie Kompressionsstrümpfe?
Kombres coraplarınız varmı?

10. Den Strumpf müssen Sie jeden Tag tragen
Corabi hergün giymelisiniz

11. Die Strümpfe müssen Sie jeden Tag tragen
Corapları her gün giymelisiniz

12. Den Strumpf müssen Sie Tag und Nacht tragen
Corabi gece gündüz giymelisiniz

13. Die Strümpfe müssen Sie Tag und Nacht tragen
Corapları gece gündüz giymelisiniz

14. Sie sollen keine einengende Kleidung tragen.

Sıkı kıyafetlerden kacınınız

15. Legen Sie sich auf den Rücken

Sırt üzeri yatınız

16. Drehen Sie sich auf den Bauch

Karnınızın üzerine dönünüz

17. Können Sie sich auf den Bauch legen oder wollen Sie lieber sitzen?

Karnınızın üzerine uzana biliyormusunuz yada oturmakmı istersiniz

18. Sitzen?

Oturun?

19. Bein aufstellen

Ayak yukarı

20. Beine aufstellen

Ayaklar yukarı

21. Ein Bisschen zu mir rutschen

Biraz bana doğru kayınız

22. Rutschen Sie nach links

Sol tarafa kayınız

23. Rutschen Sie nach rechts

Sag tarafa kayınız

24. Rutschen Sie kopfwärts

Bas yukarı kayınız

25. Rutschen Sie fußwärts

Ayak aşagi kayınız

26. Tut es weh?

Aciyormu?

27. Es darf nicht weh tun

Aci hisset memeniz gerekir

Elektrotherapie

1. Ich werde 2 Elektroden anlegen
   Iki elektrot baglayacagım

2. Ich werde 4 Elektroden anlegen
   Dört elektrot baglayacagım

3. Es fließt noch kein Strom
   Henüz ceyran akmamakta

4. Ich drehe den Strom langsam hoch
   Ceyranı yavas yukarı cıkar tıyorum

5. Sie sagen es mir sobald Sie Strom spüren
   Ceyran hissettiginiz taktirde bana bildiriniz

6. Spüren Sie den Strom?
   Ceyranı hissediyormusunuz

7. Es soll angenehm sein
Iyi bir his vermesi gerekiyor

8. Ist es angenehm?
Iyi bir his veriyormu?

9. Sie sollen den Strom nur ganz leicht spüren
Ceyranı cok hafif bir şekilde hissetmelisiniz

10. Jetzt drehe ich den Strom runter bis Sie ihn nicht mehr spüren
Ceyranı şimdi acagıya indiriyorum birşey hissetmeyene kadar

11. Es dauert circa 10 Minuten
Aşagı yukarı on dakika sürer

12. Es dauert circa 15 Minuten
Aşagı yukarı onbeş dakika sürer

13. Es dauert circa 20 Minuten
Aşagı yukarı yirmi dakika sürer

14. Wenn es fertig ist, komme ich und mache die Elektroden weg.

Bittiği zaman elektrotları cikarmaya gelecegim

15. Wenn Sie ein Problem haben, rufen Sie mich.

Bir probleminiz olursa cagrın beni

16. Ich bin nebenan

Ben yan taraftayım

Beckenboden Gymnastik

1. **Der Beckenboden ist der Muskel der zwischen Schambein und Steißbein ist.**

   Kalça alt kası kasıkkemiği ile arasın oturma kemiğinin

2. **Seine Aufgabe ist hauptsächlich die Öffnungen, die sich da befinden zu schließen.**

   Onun görevi, oradaki açık olan bölümü kapatmaktır

3. **Er arbeitet mit den Bauchmuskeln und mit dem Zwerchfell zusammen.**

   Karın kasları ve böleceğinizle birlikte çalışir

4. **Deshalb muß man diese Muskeln auch mitarbeiten lassen um den Beckenboden zu kräftigen.**

   Bu yüzden bu kasları birlikte çalıştırmak gerekiyor kalça alt kasını güçlendirmek için

5. Versuchen Sie den Beckenboden anzuspannen indem Sie so anspannen wie wenn Sie aufs Klo müssten, es aber nicht könnten.

Kalça alt kaslarınkı kasınız, tuvalete gitmeniz gerektiğini ancak yapamadığınız hisini vermesi gerekiyor

1. Der Beckenboden ist der Muskel der sich zwischen rechter und linker Sitzbeinhöcker, Steißbein und Schambein befindet.

Kalça alt kası, sag ve sol kuyruk kemiği, kasık kemiği ve oturma kemiğinin arasındaki kastır

2. Der Beckenboden trägt wesentlich dazu bei, dass Sie Ihren Urin- und Stuhlabgang kontrollieren können. Durch regelmäßiges Training können Sie einer Inkontinenz vorbeugen oder bestehende Probleme günstig beeinflussen.

Kalça alt kası, idrar ve diskiliğinizi kontrol altında tutmanıza yardımcı olar

3. **Weiterhin bietet der Beckenboden den inneren Bauchorganen Halt und stützt sie von unten. Daher können Sie mit einem Beckenbodentraining Senkungsbeschwerden entgegenwirken.**

Bunun yanında kalça alt kasığı, iç karın organlarını tutar ve alttan destekler. Bu yüzden kalça alt kas ant man çalişmalarıda sorunsuz çökmelere karşı kaya bilirsiniz

4. **Um diese Aufgaben erfüllen zu können, arbeitet der Beckenboden zusammen mit der Bauchmuskulatur und dem Zwerchfell, dem wichtigsten Atemmuskel.**

Bu görerleri yapabilmeniz için, kalça alt kası, karın kası ve böleçiinizle birlikte çalışırı en önemli nefes kaslarıdır

5. **Deshalb muß man diese Muskeln auch mitarbeiten lassen um den Beckenboden zu kräftigen.**

Bu yüzden bu kasleri birlikte çalıştırmak gerekiyor kalça alt kasını güçlendirmek için

6. **Versuchen Sie, die Beckenbodenmuskulatur anzuspannen indem Sie sich vorstellen daß Sie Ihren After und Ihre Scheide verschließen.**

Kalça alt kaslarınızı kasınız, vajinanızın kapandığını hissi vemesi gerekiyor

7. Versuchen Sie den Beckenboden anzuspannen indem Sie so anspannen wie wenn Sie aufs Klo müssten, es aber nicht könnten.

Kalça alt kaslarınız kasınız, tuvalette gitmeniz gerektiğini ancak yapamadığınızın hissini vermesi gerekiyor

8. Tief einatmen, beim langsamen Ausatmen Bauch anspannen.

Derin nefes alın, nefes verirken karnınızı kasınız

9. Ich zeige es Ihnen, dann machen Sie es nach.

Ben size gösteriyorum, siz sonra tekrarlayın

Atemtherapie

1. Atmen Sie durch die Nase ein
   Burundan nefes alınız

2. Atmen Sie durch den Mund aus
   Agizdan nefes veriniz

3. Ich mache es vor, Sie machen es nach.
   Ben yapıyorum siz tekrar ediniz

4. Langsam
   Yavaş

5. Langsamer
   Daha yavaş

6. Schnell
   Hızlı

7. Schneller
Daha hızlı

8. Tief
Derinden

9. Tiefer
Daha derinden

10. Oberflächig
Gelişi güsel

11. Oberflächiger
Daha gelişi güsel

12. Atmen Sie mehr in den Bauch
Karniniza hava veriniz

13. Der Bauch soll dicker werden wenn Sie einatmen.
Karnınız büyümeli nefes aldığınızda

14. Legen Sie die Hände auf den Bauch
Ellerinizi karnınızın üzerine koyunuz

15. Legen Sie die Hände auf den Brustkorb

Ellerinizi göğüsünüze koyunuz

16. Ihre Hände sollen vom Bauch bewegt werden wenn Sie einatmen

Elleriniz nefes alip vermenizde hareket etmeli

Nuetzliches

1. Guten Tag
Iyi günler

2. Tschüss
Hoşcakalınız

3. Bitte
Lütfen

4. Danke
Teçekürler

5. Locker lassen
Serbest bırakınız

6. Tut es weh?
Acı veriyormu?

7. Ist es besser so?

Dahami iyi?

8. Stärker?

Daha hızlı?

9. Ja

Evet

10. Nein

Hayır

11. Es tut mir Leid, ich verstehe Sie nicht

Özür dilerim sizi anliyamıyorum

Schlusswort

Ich bedanke mich herzlich bei allen, die mir geholfen haben, diese "Little Physio-Serie" zu schreiben.

Danke an die Übersetzer, die Korrektur-Leser.

Vielen herzlichen Dank an meine Familie und an meine lieben Freunde, die mitgewirkt haben.

Danke auch an diejenigen, die ihre Stimme für die App und für die Videos geliehen haben.

Der größte Dank geht an meinem Mann, für alles was er für die Little Physio App gemacht hat und für den Rest auch...

Danke an Sie, die mein Buch oder meine Bücher gekauft haben :)

Wenn Ihnen dieses Buch gefällt, würde ich mich sehr freuen, einen netten Kommentar von Ihnen auf der Amazon-Seite zu lesen.

Literaturverzeichnis

Little Physio Serie:

Deutsch => Französisch
Deutsch => Englisch
Deutsch => Spanisch
Deutsch => Italienisch
Deutsch => Türkisch

The Big Little Physio:

Deutsch => Französisch, Englisch, Spanisch, Italienisch, Türkisch

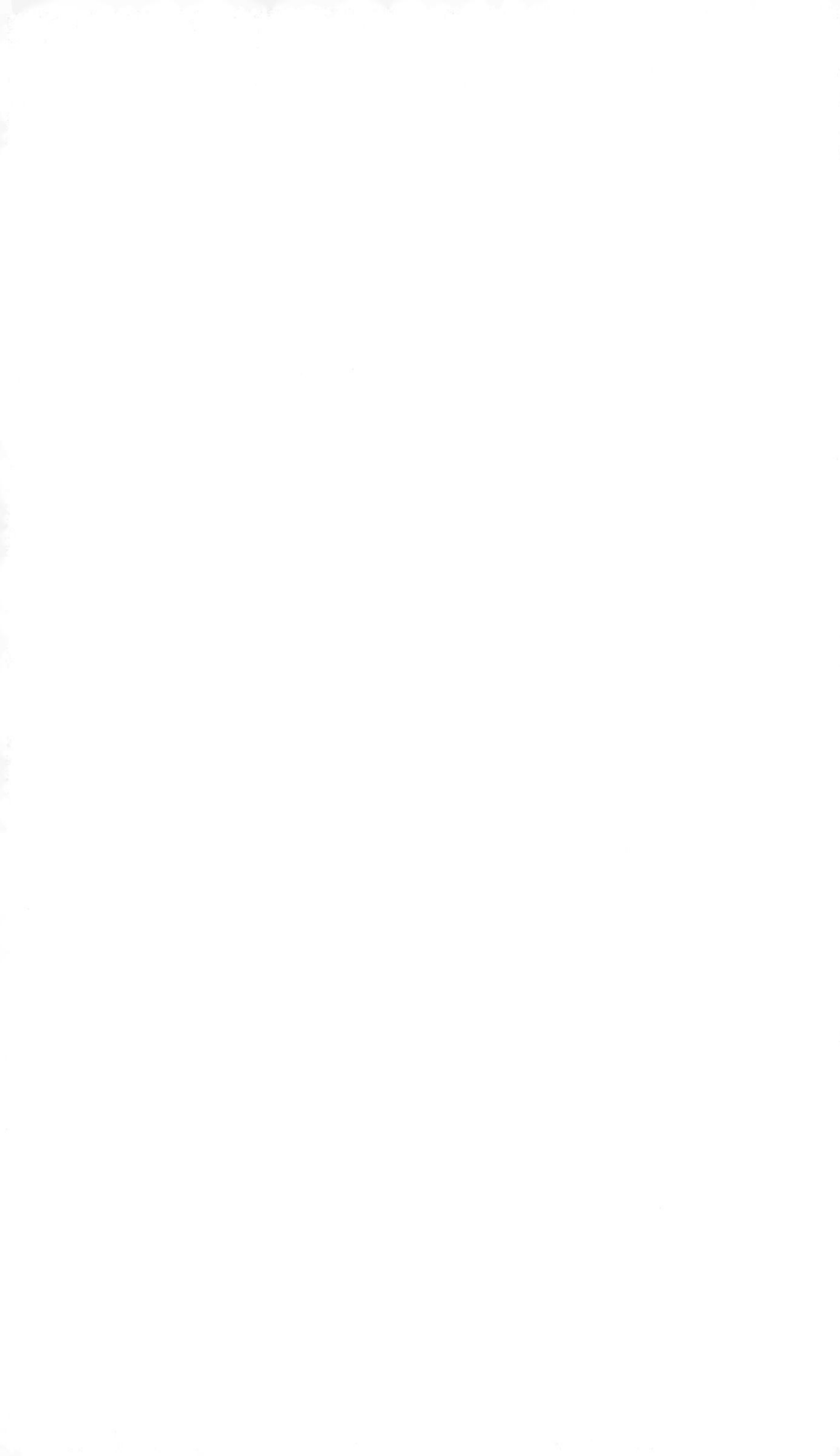

www.ingramcontent.com/pod-product-compliance
Lightning Source LLC
Chambersburg PA
CBHW071802170526
45167CB00003B/1133